RÉSUMÉ

DES

OBSERVATIONS MÉDICO-CHIRURGICALES

FAITES A L'ARMÉE D'ORIENT,

Par le Docteur Scoutetten,

Officier de la Légion-d'Honneur, Commandeur de l'ordre impérial du Sultan Abdul-Medjid, ex-Médecin chef des hôpitaux de Constantinople, Médecin principal de 1re classe, chef de l'hôpital militaire de Metz, Membre correspondant de l'Académie impériale de médecine de Paris, des Académies et Sociétés savantes de Berlin, Copenhague, Gênes, Membre de l'Académie impériale de Metz, de la Société des Sciences médicales du département de la Moselle, etc.

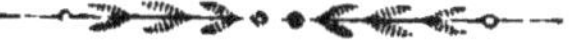

METZ,

IMPRIMERIE, LIBRAIRIE ET LITHOGRAPHIE DE JULES VERRONNAIS

Rue des Jardins, 14.

1855.

RÉSUMÉ

DES

OBSERVATIONS MÉDICO-CHIRURGICALES

FAITES A L'ARMÉE D'ORIENT,

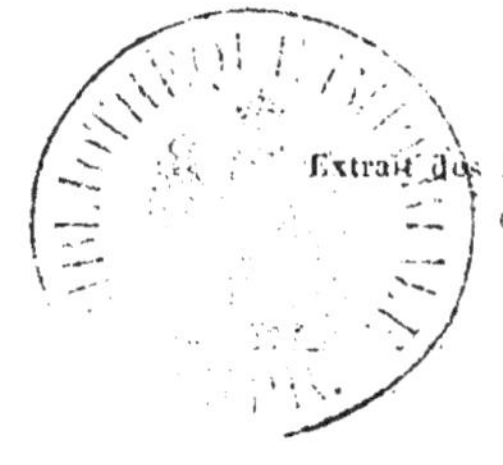

Extrait des Mémoires de la Société des Sciences médicales du département de la Moselle, année 1854.

Invité au nom de la Société des Sciences médicales du département de la Moselle, par son président, à exposer le résultat de mes observations médico-chirurgicales à l'armée d'Orient, je me suis rendu avec empressement à la demande qui m'était faite; mais pris inopinément, je me suis borné, dans une première séance, à recueillir mes souvenirs pour me livrer à une improvisation: dans une seconde séance je me suis aidé de quelques notes afin de fournir des chiffres exacts sur les faits les plus importants. Quelque incomplet que soit cet exposé, il fournira des éléments suffisants, je l'espère, pour permettre d'apprécier la situation sanitaire de notre armée en Orient.

Les premiers hôpitaux de Constantinople ont été ouverts le 6 juin 1854: l'administration centrale de Paris et M. l'inspecteur Michel Lévy avaient parfaitement prévu les besoins des établissements hospitaliers, aussi vit-on s'organiser avec facilité et promptitude le grand hôpital de Péra, pouvant contenir 1,500 lits, celui de Dolma-Bagtché 700, ceux de Rami-Tchifflick, de Kanlidjé, du Sérail, de Daoud-Pacha, etc.; en tout des établissements fixes ou des baraques pour 12,000 malades et plus.

Pendant deux mois les hôpitaux de Constantinople ne reçurent qu'un petit nombre de malades dont les affections n'avaient aucun caractère épidémique; depuis longtemps le choléra de Gallipoli avait disparu; les malades de Varna et de la Dobrutcha avaient été traités sous la tente ou dans l'hôpital de Varna.

Le 20 septembre 1854 la bataille de l'Alma fut livrée et, peu de jours après, les Français arrivèrent sous les murs de Sébastopol: dans les premiers moments d'installation les ambulances, n'étant pas suffisamment organisées, ne pouvaient recevoir qu'un petit nombre de malades ou de blessés, aussi les envoyait-on presque tous à Constantinople.

Les premières évacuations amenèrent des blessés, des fiévreux et des cholériques. Les blessés et les fiévreux furent logés dans les hôpitaux, mais les cholériques furent placés sous les tentes. C'est sur l'invitation de M. l'inspecteur médical, Michel Lévy, que cette disposition fut adoptée.

L'expérience acquise à Gallipoli et à Varna avait paru constater que la transmission du choléra s'opérait avec plus de facilité en Orient qu'en Occident, et que la contagion était d'autant plus prompte que les miasmes se trouvaient en quelque sorte condensés en un lieu clos.

Des exemples nombreux de transmission directe de cette maladie semblaient fortifier l'opinion des contagionistes et autoriser l'adoption des moyens qui devaient faciliter l'aération et empêcher l'encombrement.

On avait observé à Gallipoli qu'un grand nombre d'infirmiers avait succombé aux atteintes du choléra, que plusieurs officiers d'administration des hôpitaux avaient été également malheureux, et qu'enfin, sur dix médecins employés à la visite des malades, six étaient morts.

Deux camps de cholériques furent organisés ; l'un près du grand hôpital de Péra, l'autre sur un plateau élevé où se trouve la caserne de Rami-Tchifflik, alors transformée en hôpital. On installa des tentes turques pouvant recevoir quatre malades chacune ; on organisa une cuisine, une pharmacie ; on plaça un personnel de médecins et d'infirmiers suffisant pour assurer le service, et les cholériques reçurent constamment tous les soins que leur état réclamait. Cette organisation fut maintenue jusqu'au 31 octobre, époque à laquelle survint un violent ouragan qui renversa une grande partie des tentes, détrempa le terrain et rendit le campement impossible pour des malades.

Les symptômes de la maladie différaient sensiblement de ceux observés en France. On peut affirmer que le choléra présentait deux formes, l'une aiguë, l'autre chronique ; la forme aiguë était rarement constatée à Constantinople, mais je l'ai vue en Crimée, et là elle était caractérisée par tous les accidents connus. La forme chronique succédait assez souvent à la forme aiguë, quelquefois elle débutait primitivement, ce qui veut dire que les accidents n'avaient pas cette violence qui épuise rapidement les malades et les enlève en quelques heures. Nos cholériques de Crimée avaient bien la diarrhée séreuse avec les granulations albumineuses riziformes, ils avaient des crampes, les urines rares, le pouls misérable, l'émaciation de tout le corps, le refroidissement des membres et de la langue, mais tous ces accidents étaient dans de faibles proportions et ils se prolongeaient pendant cinq, sept et même dix jours. La réaction était lente, difficile, et quelques malades passaient, pour ainsi dire, de l'état cholérique à la convalescence. Lorsque les malades étaient arrivés à cet état, on leur faisait quitter la tente pour entrer dans l'une des salles de l'hôpital. C'est cette forme chronique, inconnue jusqu'à ce jour, qui a permis de faire de nombreuses évacuations des cholériques de la Crimée sur Constantinople, en laissant arriver nos malheureux soldats, après une traversée de deux ou trois jours et quelquefois plus, conservant encore les caractères de la maladie, sans se trouver dans un épuisement irrémédiable.

Le traitement n'a été enrichi d'aucune médication nouvelle, mais on a employé avec succès, contre les diarrhées rebelles, le sous-nitrate de bismuth à des doses fort élevées, ce qui veut dire vingt, trente grammes et plus dans une même journée.

La diarrhée muqueuse et quelquefois la dyssenterie sanguine existaient aussi chez un grand nombre d'hommes ; elles déterminaient un trouble profond dans les fonctions digestives, quelquefois les boissons étaient difficilement supportées et les vomissements survenaient. Ces accidents, apparaissant chez des hommes épuisés par la fatigue et les privations permettaient rarement de recourir aux évacuations sanguines ; le traitement le plus habituel consistait dans l'administration des opiacés, du quinquina et du sous-nitrate de bismuth à haute dose.

Chez un grand nombre de soldats les organes de la digestion présentaient un état muqueux déterminant l'état saburral de la langue, le dégoût pour les aliments, et quelquefois des envies de vomir ; le corps était amaigri et les forces musculaires singulièrement affaissées.

Le repos, les boissons rafraichissantes, suivies peu de temps après de boissons légèrement toniques, quelquefois un vomitif mettaient fin à cet état de langueur.

La fièvre typhoïde n'a pas régné épidémiquement, mais nous en avons eu de fréquents exemples dans le courant des mois d'octobre et de novembre; elle n'a commencé à apparaître qu'après la cessation de l'épidémie cholérique et elle se développait surtout chez les hommes sanguins et récemment arrivés de France : la terminaison était presque toujours fatale.

Au commencement du mois de novembre un nombre assez notable de malades présentèrent des phénomènes morbides nouveaux qui frappèrent particulièrement l'attention de M. le docteur Tholozan, médecin-major très-distingué, attaché à l'hôpital de Péra. Les malades éprouvaient des douleurs vives à la plante des pieds, à l'extrémité des orteils, douleurs qui augmentaient la nuit, devenaient quelquefois intolérables, forçaient les malades à se découvrir pour rechercher le frais et se répétaient ainsi pendant un temps fort long, ce qui signifie plusieurs semaines. Ce qu'il y avait de remarquable, c'est qu'en même temps que le malade éprouvait des douleurs excessivement vives, on constatait une diminution marquée de la sensibilité de la peau et des tissus sous-jacents ; on pouvait pincer, piquer sans déterminer de douleur, et j'ai vu enfoncer une aiguille dans la partie inférieure du gros orteil, jusqu'à l'os, sans que le malade parût soupçonner l'expérience tentée sur lui. L'abolition de la sensibilité ne s'est présentée que rarement, mais cette fonction était affaiblie chez tous les malades.

Ces douleurs ne se bornaient pas toujours aux pieds, elles s'étendaient quelquefois à la partie supérieure de la jambe et, chez quelques hommes, elles se manifestaient aussi aux mains.

La peau des parties douloureuses était grise, un peu rugueuse, sans éruption, quelquefois il y avait un peu de rougeur striée, mais en général la température était plutôt abaissée qu'augmentée. Les malades ne pouvaient plus marcher, et ce qu'il y avait encore de remarquable, c'est qu'ils redoutaient l'attouchement un peu brusque de la main; la plus légère percussion avec l'extrémité du doigt sur la plante des pieds déterminait une contraction brusque du membre avec douleur très-prononcée. Presque tous ces hommes avaient les organes digestifs malades et la diarrhée a épuisé le plus grand nombre d'entre eux.

Cette maladie singulière a été jugée diversement par les médecins de Constantinople; M. Tholozan n'a pas hésité à la rattacher à l'Acrodynie, maladie qui a régné épidémiquement à Paris en 1828 et 1829, et il faut reconnaître que les symptômes décrits présentent une grande analogie avec ceux observés pendant la première épidémie.

Mais c'est au mois de juin 1828 que les premiers exemples de cette maladie se manifestèrent à Paris, c'est-à-dire, pendant la saison des chaleurs, tandis qu'à Constantinople ils ne se montrèrent qu'au mois de novembre, lorsque la température s'était déjà notablement abaissée, que des pluies abondantes étaient tombées, circonstance qui avait forcé les soldats, travaillant dans les tranchées sous Sébastopol, à séjourner pendant vingt et vingt-quatre heures les pieds complétement dans l'eau. Ces conditions dernières parurent à plusieurs médecins la cause évidente de l'état névropathique des pieds et ils le considérèrent comme la conséquence d'un froid humide longtemps prolongé. Quoiqu'il en soit cet état morbide est très-remarquable et il doit être signalé comme un fait nouveau pour la science.

Lorsque les hommes succombaient à la diarrhée et à l'épuisement produit par les douleurs ; la dissection des pieds permettait de constater que les muscles de la région plantaire étaient atrophiés, leurs fibres décolorées ou quelquefois striées par de nombreux vaisseaux capillaires dans lesquels le sang s'était arrêté et coagulé.

Quant au traitement, il a été presque constamment impuissant; c'étaient, à l'extérieur les liniments opiacés, les fomentations émollientes, les bains de pieds d'eau tiède ; à l'intérieur, l'extrait gommeux d'opium, les calmants divers, les toniques, l'éther, et plus tard les préparations phosphorées furent sans efficacité.

C'est aussi dans le courant du mois de novembre que nous vîmes apparaître les premiers accidents scorbutiques ; bornés d'abord au ramolissement des gencives, à des ecchymoses superficielles, ils prirent rapidement des proportions considérables ; les membres inférieurs, surtout, devenaient volumineux, durs et douloureux, de larges ecchymoses envahissaient le quart, le tiers et quelquefois plus de la moitié du membre, la fièvre se développait, le pouls était dur et plein comme s'il eut existé un état inflammatoire de nature franche ; cet appareil de symptômes se maintenait un septenaire et quelquefois plus ; puis les pulsations se ralentissaient, le pouls devenait mou et petit, les membres prenaient une teinte jaunâtre, ils s'infiltraient, la sérosité s'épanchait dans l'abdomen, la diarrhée apparaissait, si déjà elle n'existait, et le malade succombait en présentant un état de décomposition presque général. Les amers, le quinquina, le vin de Bordeaux, le cochléaria en feuilles et toutes les préparations dites antiscorbutiques produisaient, en général, des effets très-heureux.

A la fin du mois de décembre 1854, mais surtout durant tout le mois de janvier 1855, nous vîmes arriver de la Crimée un nombre très-considérable de militaires dont les membres inférieurs présentaient des escarres très-variables en étendue et en profondeur. Quelquefois l'escarre n'envahissait que la peau ou se bornait à la mortification de l'extrémité d'un ou plusieurs orteils, d'autres fois le membre tout entier était gris foncé, brun, ou noir et desséché comme un morceau d'ébène : chez les uns un seul membre était frappé, chez les autres les deux jambes étaient atteintes et mortifiées jusque près du genou. Malgré l'étendue et la gravité de ces lésions, il était digne de remarque que les mains, les oreilles et le nez étaient constamment épargnés. Cette singularité frappa vivement mon attention, et je dus chercher la cause de la différence existant entre ces congélations apparentes et celles que j'avais observées à la suite de la campagne de Russie. Je me rappelai d'abord que pendant l'hiver de 1812 la température atmosphérique descendit au-dessous de 18 ou 20 degrés Réaumur, tandis qu'en Crimée le thermomètre a rarement atteint cinq ou six degrés au-dessous de zéro. En Russie nos soldats marchaient, s'agitaient, et la congélation de diverses parties du corps était bien le résultat de la soustraction rapide du calorique. En Crimée, les conditions étaient toutes différentes : nos patients et courageux soldats se tenaient immobiles dans les tranchées, où souvent se trouvait abondamment de l'eau froide ou de la neige fondue. Nos soldats restaient dans cette position vingt-quatre heures et quelquefois plus. Qu'en résultait-il ? Le bain glacé dans lequel plongeaient les pieds soutirait lentement le calorique des membres inférieurs, la circulation se ralentissait, le sang se coagulait dans les vaisseaux et il se produisait une véritable *asphyxie locale* entraînant la formation des escarres ou la perte totale du membre. C'est à peine si l'homme s'apercevait du danger qui le menaçait ; peu à peu la sensation du froid s'amoindrissait, la sensibilité s'éteignait et la mortification du membre était complète qu'elle n'était pas encore soupçonnée. Lorsqu'on relevait la garde de tranchée, les hommes aux pieds mortifiés se rendaient au camp comme les autres, ils y faisaient quelquefois leur service pendant plusieurs jours sans connaître le malheur qui les avait frappés. Ils remarquaient bien que leurs pieds étaient froids et qu'ils ne parvenaient pas à les réchauffer, mais ils ne s'en inquiétaient pas. Ce n'était qu'après plusieurs jours, lorsqu'ils ôtaient leurs bas, qu'ils constataient que la peau du pied était grise ou brune, plus ou moins ridée, froide et insensible. Dans quelques cas ils enlevaient, en se déchaussant, un orteil desséché ou plusieurs ongles des doigts du pied. La mortification envahissait quelquefois les deux membres inférieurs tout entiers; les escarres montaient irrégulièrement jusque vers le milieu de la jambe et quelquefois plus haut.

Ces gangrènes présentaient deux aspects bien différents; il y avait *une forme sèche et une forme humide*. Dans la forme sèche la partie frappée, devenue brune, noire, se racornissait, se durcissait comme du bois et se séparait inopinément sans occasionner la moindre douleur; c'est ainsi que j'ai vu des soldats ôter leurs chaussettes et y laisser un ou plusieurs orteils, et une fois un homme eut son pied droit qui se détacha tout-à-fait: Le pied gauche était également sphacélé; mais il fallut couper quelques fibres des ligaments malléolaires pour qu'il se séparât complétement. Ces faits remarquables font mieux comprendre peut-être, que les explications données plus haut, l'importance de la distinction que j'ai établie entre la congélation rapide, produite par un froid excessif et l'*asphyxie locale* déterminée par un abaissement modéré de la température qui souvent était au-dessus de 0. Dans le premier cas, la congélation saisissait brusquement la partie et y maintenait les fluides qui s'y trouvaient; dans l'*asphyxie locale*, au contraire, le refroidissement s'opérait lentement, les fluides étaient chassés des extrémités vers les parties élevées, la fibrine coagulée dans les petits vaisseaux empêchait le retour du sang, et le membre privé ainsi de fluide se desséchait, se momifiait, tombait par rupture des fibres ligamenteuses et non par une élimination suppurative.

Le traitement de ces gangrènes était fort simple lorsqu'il n'y avait pas de suppuration; on attendait que la nature indiquât la séparation des parties mortes des parties vivantes, et lorsque le cercle inflammatoire était prononcé, que les escarres commençaient à se détacher, on aidait l'élimination par les moyens chirurgicaux, cependant il fallait être très-prudent, car toute tentative prématurée amenait des accidents douloureux et souvent irrémédiables; lorsqu'au contraire on laissait à la nature le soin d'accomplir son travail, on était étonné des changements heureux qui se produisaient : des plaies énormes, des désordres effrayants et en apparence au-dessus de toute ressource chirurgicale, finissaient par guérir parfaitement et sans difformité compromettante.

La position la plus pénible était celle qui mettait dans la nécessité de faire l'amputation des deux jambes : ces opérations ont bien rarement réussi; l'état moral de l'homme, l'affaiblissement de la constitution par la suppuration et, presque toujours, par la diarrhée, mettaient rapidement fin à la plus déplorable des situations.

Lorsque les escarres se détachaient par suppuration, l'odeur qui s'échappait des plaies était repoussante ; c'était un mélange des miasmes spéciaux aux tissus gangrénés et des émanations fades et nauséabondes du pus coulant en abondance d'une large plaie.

Des salles entières étaient remplies de blessés de cette nature ; l'infection était excessive, et malgré l'emploi rigoureux de tous les moyens indiqués pour la purification de l'air, les malades périssaient en grand nombre sous l'influence d'une diarrhée fétide, évidemment miasmatique ; les médecins, les infirmiers en étaient également atteints et plusieurs coururent le danger de perdre la vie.

Le quinquina, l'écorce de chêne pulvérisée, les préparations chlorurées furent les principaux moyens mis en usage pour combattre ces pénibles accidents, mais trop souvent, hélas ! ils restèrent sans efficacité.

DEUXIÈME PARTIE.

Les faits chirurgicaux n'ont pas offert moins d'importance que les observations médicales. Les conditions exceptionnelles de la guerre de Crimée, l'emploi d'armes nouvelles, la forme, la vitesse et le poids des projectiles lancés par la poudre à canon imprimaient aux plaies des caractères nouveaux qui devaient inspirer un haut intérêt aux médecins militaires. Jamais, dans aucune guerre, les blessures faites par le boulet, les biscaïens et les projectiles creux n'ont été en aussi grand nombre qu'au siège de Sébastopol ; aussi jamais ne vit-on un nombre d'amputations aussi considérable proportionnellement aux blessures. On conçoit aisément que des boulets de 80 et des bombes de 500 devaient occasionner des ravages effrayants et nécessiter fréquemment l'ablation chirurgicale des membres lorsque la mort n'était pas immédiate.

Les opérations chirurgicales ont été faites sur le champ de bataille, peu de temps après la blessure, ou dans les hôpitaux de Constantinople. Cette double position exige que nous divisions les opérations en deux catégories ; 1° les opérations primitives pratiquées en Crimée ; 2° les opérations consécutives faites à Constantinople.

L'hôpital militaire de Péra a reçu, depuis le 20 septembre 1854 jusqu'au 1er février 1855, 2010 blessés; sur ce nombre 170 ont succombé.

Les opérations primitives pratiquées en Crimée donnent : opérés 91 ; guéris 60 ; morts 31.

Les opérations consécutives faites à Péra donnent : opérés 61 ; guéris 30 ; morts 31.

Il ressort de ces chiffres, que sur 91 opérations primitives, 60 ont été suivies de succès et 31 de revers; ce qui équivaut à peu près au tiers de la totalité; tandis que sur 61 opérations consécutives, 30 ont été suivies de guérison et 31 de la mort, c'est-à-dire un peu plus de la moitié.

Ces chiffres peuvent se passer de commentaires pour faire ressortir les avantages des opérations primitives sur les opérations secondaires.

Parmi ces opérations nous comptons 5 désarticulations scapulo-humérales, une désarticulation coxo-fémorale, 2 désarticulations fémoro-tibiales; 7 résections de la tête de l'humérus, 34 amputations de bras, 23 amputations de cuisse, 24 amputations de jambe, 4 ligatures de l'artère fémorale, une de la sous-clavière, etc., etc.

Quelles ont été les principales causes de la mort? Les plus nombreuses ont été l'infection purulente, les hémorrhagies, la pourriture d'hôpital et la diarrhée.

L'infection purulente doit être placée en première ligne parmi les causes qui ont enlevé les hommes opérés : sur six amputations consécutives du bras, cinq ont été suivies de mort : les résections n'ont pas eu plus de succès; sur sept cas, cinq fois la terminaison a été fatale.

L'infection purulente s'est développée dans des conditions

qui méritent une mention spéciale, et les phénomènes qu'elle a présentés diffèrent notablement de ceux que nous observons en France.

Les hommes sur lesquels on pratiquait les opérations, quelque bien portants qu'ils parussent, étaient cependant éprouvés, épuisés par des fatigues excessives, par une nourriture insuffisante, et par un genre de vie exceptionnel. Aussi, bien que l'opération fut pratiquée avec toutes les précautions désirables, que les instruments fussent en bon état, que le blessé fût courageux et résigné, on voyait survenir les accidents attribués à l'infection purulente, quelques heures seulement après l'application de l'appareil. En ce qui me concerne, j'ai toujours opéré en faisant la réunion de la plaie soit à l'aide de bandelettes seulement soit avec quelques points de suture; les tissus étaient aussi complétement que possible soustraits au contact de l'air, et cependant les accidents éclataient avec une rapidité inouïe : le membre devenait extrêmement douloureux, il se tuméfiait; un frisson plus ou moins violent survenait; il était suivi de sueurs abondantes, excessives, exigeant quelquefois le changement de huit ou dix chemises dans une nuit; la soif était vive, la peau prenait une teinte grisâtre, les urines étaient rares, le pouls très-fréquent, plein et comme ondulatoire; le délire était fugace, mais il se manifestait surtout pendant la nuit. Le troisième ou le quatrième jour, le moignon se flétrissait, les chairs devenaient flasques, pendantes; si la cicatrice était commencée, elle se déchirait, l'os faisait saillie à travers la plaie, la moelle était d'un rouge grisâtre, faisant saillie hors du canal médullaire: le périoste se détachait de l'extrémité de l'os, se rétractait et allait faire bourrelet a un, deux et quelquefois trois centimètres au-dessus de la section osseuse.

Ces accidents s'aggravaient rapidement et en sept ou huit

jours les malades succombaient; quelquefois, mais dans les cas rares, ils atteignaient le douzième ou le quinzième jour.

A l'autopsie, on trouvait la moelle réduite en putrilage, les aréoles du tissu osseux friables et en partie détruites : des abcès métastatiques nombreux existaient dans le foie et les poumons. Tous les traitements employés contre cette terrible maladie ont été infructueux.

Il me paraît évident que les accidents survenus chez nos amputés ne tenaient point à la résorption purulente, telle qu'on la comprend généralement, puisqu'il n'y avait point de suppuration des parties molles, que le point de départ de la maladie tenait à l'inflammation presque spontanée de la moëlle osseuse et que l'absorption purulente opérée par les veinules n'était qu'un accident de second ordre, c'est-à-dire consécutif à l'inflammation de la membrane médullaire, aussi pour apporter dans le langage médical une précision rigoureuse, ai-je désigné ce redoutable accident sous le nom d'*Ostéo-médullite*.

Les hémorrhagies traumatiques ont aussi présenté des particularités dignes d'attention.

Déjà nous avons dit que les militaires de la Crimée étaient affaiblis par les causes exceptionnelles qui agissaient sur eux; la privation des légumes frais et l'usage prolongé des viandes salées avaient amené des modifications dans la composition du sang, caractérisées par la diminution de la fibrine et de la globuline, d'où il résultait que le sang était peu coloré, qu'il manquait de plasticité et que sa trop grande fluidité lui permettait de s'échapper des vaisseaux avec une facilité désespérante.

Ces hémorrhagies n'apparaissaient pas immédiatement après les opérations, ce n'était que huit, dix et quelquefois quinze jours après l'amputation que l'accident survenait : la plaie était souvent en voie de cicatrisation, et alors, sans cause connue, une hémorrhagie en nappe se produisait; souvent le sang s'échappait sans que le blessé le soupçonnât, et il ne s'en apercevait qu'en portant la main vers le moignon qui lui paraissait un peu plus chaud que d'habitude. Cette première hémorrhagie était facilement arrêtée par une légère compression du membre, par le nitrate d'argent ou par des plumasseaux trempés dans une solution de perchlorure de fer.

Lorsque le malade avait repris des forces, c'est-à-dire après huit ou dix jours, une seconde hémorrhagie apparaissait et il était difficile de l'arrêter, il fallait recourir à l'application du tourniquet ou à l'emploi du fer rouge; mais une nouvelle récidive se produisait plus vite que la première fois, il en revenait ainsi quatre, cinq et quelquefois six, enfin le malade succombait épuisé : à cette période, le sang était limpide comme de l'eau et à peine coloré en rose; j'ai pratiqué la ligature de l'artère fémorale pour empêcher l'hémorrhagie du moignon de la jambe, au lieu d'élection, la ligature de la sous-clavière droite chez un homme opéré d'une résection de la tête de l'humérus, et ces moyens extrêmes, qu'on devait croire d'une efficacité absolue, n'ont pas empêché le retour des hémorrhagies chez le premier, quinze jours après l'opération, et chez le second, après vingt-deux jours, lorsque la circulation générale fut rétablie dans le membre.

Vers le milieu du mois de novembre la *pourriture d'hôpital* s'est manifestée tout-à-coup dans les salles des officiers; elle a occasionné des accidents graves chez plusieurs malades, mais aucun d'eux n'a succombé. Elle s'annonçait par une petite tache blanchâtre, très-superficielle, faiblement douloureuse, mais bientôt toute la plaie était envahie, les tissus se gonflaient énormément, ils se détachaient par larges lambeaux couverts d'une sanie fétide, la douleur était excessive, la fièvre très-forte, l'agitation constante, quelquefois le délire pendant la nuit. Ces accidents se calmaient lentement, mais lorsque l'amélioration apparaissait la cicatrisation marchait rapidement; plusieurs malades ont éprouvé des récidives au moment où ils semblaient toucher à la guérison.

Les moyens employés pour combattre les accidents de la pourriture d'hôpital ont varié : on s'est servi de la poudre de charbon, de celle de quinquina simple ou camphrée, de camphre pur en poudre, de suc de citron dans lequel on trempait des plumasseaux, du cautère actuel, du perchlorure de fer liquide et de l'acide nitrique.

Le perchlorure de fer n'a pas répondu à notre attente : malgré les assertions de MM. Pétrequin et Desgranges de Lyon, malgré les recommandations réitérées de M. Burin du Buisson, nous avons dû renoncer à l'emploi de ce moyen, parce qu'il occasionnait des douleurs intolérables qui duraient longtemps et que les malades refusaient énergiquement de se soumettre à de nouvelles épreuves. Cependant nous avions le soin de mêler à un tiers ou moitié d'eau la solution ferrique qui nous avait été envoyée à Constantinople par M. Burin du Buisson lui-même.

L'expérience nous a appris que, sur les rives du Bosphore, les moyens qui réussissent le mieux contre la pourriture d'hôpital sont le camphre en poudre ou le suc de citron lorsque les accidents ont peu de gravité, et l'acide azotique lorsqu'ils sont étendus et profonds. Ce dernier moyen agit avec une efficacité très-remarquable, et malgré qu'il fut employé pur, à l'aide d'un pinceau de charpie, il n'occasionnait point de douleur.

Nous avons dû nécessairement nous demander quelle était la cause probable du développement de la pourriture d'hôpital chez des officiers logés dans des appartements spacieux, bien éclairés, bien aérés et non encombrés de malades. Après une analyse sérieuse des conditions hygiéniques nous n'avons trouvé, pour cause probable, que l'humidité froide de l'atmosphère, humidité entretenue par des pluies continuelles et par la proximité du Bosphore. Ce qui fortifie cette pensée c'est que les salles intérieures de l'hôpital renfermant de simples soldats, dans des conditions infiniment moins bonnes que les salles d'officiers, n'ont présenté des exemples de pourriture d'hôpital que beaucoup plus tard et en nombre très-limité. Il faut ajouter que les hôpitaux qui étaient sur des plateaux éloignés de sept à huit kilomètres du Bosphore n'ont pas eu de pourriture d'hôpital, tandis que Kanlidjé, qui était sous ce rapport dans les plus mauvaises conditions, a éprouvé des accidents terribles.

Les blessures ont été faites par les armes blanches ou par des projectiles lancés par la poudre à canon. Les coups de sabre étaient rares, la cavalerie n'ayant presque jamais eu occasion de donner. Les blessures faites par la baïonnette ancienne, à forme triangulaire, n'ont rien offert de nouveau; mais il n'en est pas de même des blessures faites par le sabre-baïonnette des chasseurs à pied. Les Russes, qui se défendent très-mal lorsqu'ils sont attaqués par cette arme, nous ont présenté de nombreux exemples des désordres occasionnés par cette arme redoutable. C'est pour la première fois que l'expérience en était faite, car on peut à peine citer quelques exemples isolés de ce genre de blessure en Afrique, les bedouins se laissant rarement charger à la baïonnette.

Le sabre-baïonnette dont l'extrémité est tranchante des deux côtés, présente le bord inférieur arrondi, tandis que le supérieur est légèrement creusé. Il résulte de cette disposition que, lorsque l'arme est lancée, elle pénètre obliquement de bas en haut, et qu'en la retirant on la ramène en divisant les parties en contact avec le bord supérieur de la lame. Il résulte de ces mouvements une plaie large, souvent profonde et dangereuse : presque toutes les blessures de l'abdomen et de la poitrine étaient mortelles. Les effets de l'ancienne baïonnette ne peuvent être comparés, sous le rapport de l'aspect de la blessure ou du danger qui l'accompagne, à ceux de l'arme nouvelle.

Les projectiles lancés par la poudre à canon étaient les balles rondes ou cylindro-coniques, les biscaïens, les boulets, les obus, les bombes, et dans quelques cas exceptionnels des pierres ou du bois.

Pour la première fois aussi les balles cylindro-coniques apparaissaient sur un grand champ de bataille. Ces balles, d'un poids de 27 grammes, ont un parcours très-rapide, elles portent à 1,000 ou 1,200 mètres, elles marchent en décrivant des spirales précipitées qui maintiennent en avant l'extrémité du cône; lorsque ces projectiles atteignent nos parties, ils y pénètrent profondément, les déchirent comme le ferait un tire-bouchon, brisent les os, si elles les rencontrent sur leur passage, et sortent après avoir parcouru un espace très-étendu. Si la balle a bien pénétré par l'extrémité du cône, l'ouverture d'entrée n'est pas très-large et l'echymose environnant la plaie n'est pas très-étendue. Si, au contraire, l'axe de la balle ne frappe pas perpendiculairement nos tissus, elle pénètre par son grand côté et fait une plaie irrégulière et étendue. Une fois, j'ai vu chez un général une plaie linéaire, très-peu profonde, produite par une balle cylindro-conique marchant obliquement et dont l'extrémité fut momentanément tangente à la paroi cutanée de l'abdomen. Au premier aspect, on aurait pu croire à une blessure faite par une arme tranchante.

Les balles orbiculaires, du poids de 27 grammes, ne pénètrent dans nos tissus qu'en les contusionnant violemment, aussi l'ecchymose environnant l'ouverture d'entrée est-elle toujours très-étendue ; la marche de ces balles étant moins rapide que celle des projectiles précédents et leur forme arrondie augmentant les obstacles, il en résulte qu'on les trouve plus souvent arrêtées dans nos tissus que les autres.

Les biscaïens produisaient de redoutables blessures ; leur poids variait de 300 à 500 grammes, presque toujours les chairs et les os étaient broyés ; cependant nous avons vu des exemples extraordinaires de blessures faites par ces projectiles suivis de guérison prompte et inattendue. M. C..., capitaine, étant à la tête de sa compagnie, est frappé, le 5 novembre 1854, par un projectile volumineux, il tombe, mais se relève bientôt, puis il se rend à pied à l'ambulance, distante d'un kilomètre. Le 13 novembre cet officier est évacué sur Constantinople, il souffrait de sa blessure; je l'examine, je trouve un abcès volumineux, je l'ouvre et je découvre bientôt au milieu du pus un biscaïen qui pesait 500 grammes. La guérison fut rapide.

A la bataille d'Inkermann, un jeune soldat du 39e de ligne est atteint par un projectile à la partie moyenne de la branche montante du maxillaire gauche. Après de nombreux accidents locaux et d'autres très-graves dans la cavité gauche de la poitrine, il se manifeste une tumeur à la hauteur des neuvième et dixième côtes. Cette tumeur est circulaire, molle, mais non fluctuante, douloureuse à la pression: au centre de cette tumeur, et très-profondément, on constate l'existence d'un corps dur, sphérique, se déplaçant faiblement sous la pression. Après de nombreuses explorations, M. le docteur Morgue, dans le service duquel cet homme se trouvait placé, fit une incision le 14 novembre, et il retira de la plaie un biscaïen du poids de 300 grammes qu'il parvint à faire passer, après des tractions énormes, entre la neuvième et la dixième côtes ; en portant le doigt vers la partie supérieure de la plaie, on trouva la plèvre épaissie et la cavité pectorale parfaitement close : cet homme guérit.

Les boulets ont occasionné des blessures qui ont nécessité des amputations nombreuses et bien au-delà des proportions habituelles de la guerre : c'est qu'en Crimée ce ne sont pas des batailles rangées qu'on livre, c'est une lutte gigantesque d'artillerie dans laquelle figuraient des boulets de 80 et de 120 livres. On conçoit que le moindre attouchement d'un projectile de ce poids et de ce calibre déterminait des lésions effrayantes.

Les obus et les bombes lançaient, en éclatant, des morceaux de fer irréguliers qui pénétraient dans les tissus et occasionnaient des ravages redoutables. J'ai vu un éclat d'obus, pesant un kilogramme, qui s'était logé dans les muscles de la partie postérieure de la cuisse d'un soldat d'infanterie de marine; il était caché si profondément par les tissus gonflés et enflammés qu'on ne le voyait plus; ce ne fut qu'après plusieurs jours qu'il fût extrait avec succès.

Une circonstance heureuse a servi admirablement un capitaine qui voyant venir à lui un obus qui roulait, voulut reculer, mais son pied retenu par un obstacle le fait tomber à la renverse; l'obus passe sur sa jambe gauche qu'il enfonce dans la terre ramollie par les pluies et il en est quitte pour une contusion énorme déterminant une ecchymose qui s'étendait sur tout le membre inférieur et jusque sur l'abdomen.

L'explosion de magasins à poudre a déterminé, notamment dans la journée du 17 octobre 1854, des accidents particuliers ; des pierres furent lancées en grand nombre ; elles firent des blessures graves lorsqu'elles étaient volumineuses, mais les petites ne faisaient que pénétrer sous le derme et s'y arrêtaient : Un jeune officier d'artillerie en avait plus de cent à la tête, elles furent extraites, presque toutes, sans incision et en se servant seulement de l'extrémité d'une spatule. Ce même officier souffrait beaucoup de l'oreille et, pour le calmer, je fis introduire dans le conduit auditif un peu d'huile anodine : tout-à-coup, il s'écrie : *je bois mon huile ;* en effet le liquide descendait dans la gorge, le tympan avait été crevé par l'explosion de la poudre.

L'emploi du chloroforme a été fait sur une vaste échelle et on a été assez heureux pour ne constater aucun accident. Tous les médecins opérateurs ont remarqué que les Russes résistaient plus longtemps que les Français à l'action de cet agent anesthésique, ce qu'ils ont attribué à l'abus fréquent que font ces hommes des liqueurs alcooliques.

Il nous reste maintenant à jeter un coup-d'œil rapide sur les méthodes opératoires et sur la valeur de quelques procédés proposés pour les amputations des membres.

Si la théorie peut discuter longtemps sur les avantages de la méthode à lambeaux, l'expérience ne tarde pas à démontrer que moins les plaies ont de surface plus il y a de chances pour obtenir une guérison prompte et exempte de dangers; aussi les amputations circulaires de la cuisse, de la jambe et du bras ont-elles infiniment mieux réussi que les amputations à lambeaux. Le procédé ovalaire de M. Sédillot, proposé pour l'amputation de la jambe, a surtout donné de fâcheux résultats ; le lambeau postérieur et externe, soit qu'il contînt trop de fibres musculaires, ou que l'inconvénient soit inhérent au procédé opératoire, ce lambeau, dis-je, se gonflait, devenait pesant, tiraillait la cicatrice déjà faite, la déchirait par la pression contre l'angle saillant du tibia, ce qui occasionnait des douleurs très-vives; chez plusieurs malades, j'ai dû appliquer un bandage contentif soutenant les parties molles en les ramenant en haut et, malgré ces soins, deux officiers ont dû quitter l'hôpital de Péra sans être guéris.

L'amputation faite à la partie inférieure de la jambe amène des inconvénients encore plus graves, soit qu'on la pratique au tiers inférieur du membre, ou à la hauteur de l'articulation tibio-astragalienne en sciant les malléoles et en conservant la peau du talon d'après le procédé de Syme. Les hommes opérés par ces procédés guérissent promptement, il est vrai, mais vient ensuite la nécessité d'une jambe artificielle, dont le prix est toujours fort élevé, et qui occasionne des douleurs souvent intolérables. Or, un soldat peut-il dépenser plusieurs centaines de francs par année pour acheter la jambe artificielle de Mille ou de Martin? Et puis, s'il parvient à faire ce sacrifice, les douleurs du moignon lui rendent la marche impossible, et cet homme, dont l'existence dépend en partie de son travail, est forcé de garder le repos. Nous avons actuellement encore sous les yeux un exemple de tous ces inconvénients : un sergent du 5e bataillon de chasseurs à pied, nommé Rigaut, a été amputé à la hauteur des malléoles, sa jambe artificielle est bien faite, mais après une demi-heure de marche, au plus, les douleurs s'éveillent, le moignon devient rouge, gonfle et l'appareil doit être enlevé.

Non, ce n'est pas là de la chirurgie de bataille, et il faut le dire hautement pour arrêter l'imagination de nos jeunes médecins militaires séduite par des faits incomplets ou par les discours habiles de quelques opérateurs des salons de Paris. La chirurgie militaire doit être simple, pratique, économique, plus sûre que brillante: Ce sont là des mérites réels dont l'expérience fait apprécier l'importance et la valeur.

La désarticulation fémoro-tibiale a été assez fréquemment pratiquée en Crimée ; plusieurs médecins se sont félicités près de moi des résultats obtenus ; je n'ai pas partagé cet avis et je considère cette désarticulation comme une mauvaise opération. Mon opinion, appuyée sur l'expérience acquise, se fonde sur l'anatomie chirurgicale de la partie: L'extrémité inférieure du fémur est très-volumineuse, un cartilage épais et étendu la recouvre, des ligaments nombreux y adhèrent, tissus contenant peu de vaisseaux, s'enflammant lentement et sujets à l'exfoliation. Pour recouvrir cette large surface on n'a qu'une peau mince et dépourvue de tissu adipeux à sa partie antérieure. Cette conformation rend douloureux le moindre choc contre le moignon, et elle gêne les moyens de prothèse, particulièrement l'application d'un membre artificiel. Je préfère l'amputation de la cuisse au-dessus des condyles du fémur ; l'opération est plus simple, plus prompte, l'os a peu d'épaisseur et la masse charnue qui l'enveloppe donne un moignon solide et bien conformé.

La désarticulation tarso-tarsienne, quelque soit le procédé adopté, a donné de déplorables résultats. La rétraction des muscles jumeaux et soleaire, en ramenant le talon en haut, donnait au pied une obliquité qui rendait la station et la marche impossibles. Chez plusieurs opérés j'ai dû pratiquer, consécutivement à la guérison de la plaie, la section sous-cutanée du tendon d'Achille, et en ce moment, j'ai encore dans mon service un homme chez lequel cette seconde opération sera indispensable. Cependant l'amputation tarso-tarsienne, malgré ses inconvénients constants, ne doit pas être rejetée d'une manière absolue, car l'avantage de conserver toute la jambe est immense ; il faut seulement s'attendre à la nécessité de pratiquer plus tard la ténotomie, et étudier ce genre d'opération que ne connait pas suffisamment le plus grand nombre des chirurgiens.

Des résections nombreuses ont été pratiquées; elles méritent d'appeler notre attention, car bien que l'opération par elle-même ne soit pas nouvelle, l'application n'en avait jamais été faite sur une aussi large échelle.

La résection de la tête de l'humérus a été faite fort souvent; c'est une opération utile, dont les résultats sont fort satisfaisants: elle a été principalement pratiquée pour les cas de fracture, ou de lésion de l'articulation scapulo-humérale par une balle. Cette opération, quel que soit le procédé qu'on adopte, permet de conserver le membre supérieur; les muscles de l'épaule se rétractent, l'humérus s'applique contre la cavité glénoïde, les mouvements se rétablissent et les fonctions de la main restent intactes. Je viens de constater de nouveau ces heureux résultats chez un jeune officier à qui j'ai enlevé le tiers supérieur de l'os du bras, et je n'hésite pas à recommander de descendre encore plus bas si la lésion l'exigeait.

Au commencement de ce siècle, sous les guerres de l'empire, les chirurgiens ne tentaient que rarement la résection; ils recouraient de suite à l'amputation scapulo-humérale. L'hôtel des Invalides renfermait un grand nombre de militaires que le baron Larrey me montrait avec satisfaction comme ayant été opérés par lui; il ne m'a jamais présenté un exemple de résection de la tête de l'humérus. C'est un progrès dont la chirurgie moderne doit se féliciter.

Si j'accepte avec empressement et recommande vivement la résection de la tête de l'humérus, je repousse avec non moins de force les résections du coude et de l'extrémité supérieure du fémur. Ce sont des opérations mauvaises et dangereuses. Pour le coude il est très-difficile d'éviter la section du nerf cubital, qui entraîne la paralysie des muscles auxquels il se rend, puis l'étendue de la plaie et la conformation des parties favorisent le développement d'abcès qui fusent dans l'avant-bras et nécessitent plus tard l'amputation du bras.

Les objections contre la résection du fémur sont encore plus graves : le poids du membre empêche le rapprochement de l'os contre la cavité cotyloïde, et comme il manque de point d'appui, il n'a pas de solidité ; je ne parle point de la claudication inévitable qui serait le moindre des inconvénients. Je me suis toujours opposé à ce qu'on pratiquât cette opération à Constantinople, la considérant comme excessivement dangereuse sans offrir en compensation aucun résultat utile. La désarticulation coxo-fémorale doit lui être préférée en toute circonstance, l'expérience ayant démontré qu'elle peut donner des résultats heureux.

En résumé, la chirurgie militaire, quelle que soit l'habilité de ceux qui la pratiquent, doit subordonner ses procédés opératoires aux conditions dans lesquelles se trouvent les hommes sur lesquels elle agit, et abandonner les opérations hasardeuses et compromettantes aux chirurgiens plus désireux d'attacher leur nom à une tentative audacieuse que de défendre les intérêts du soldat et de l'état.

La mortalité dans les hôpitaux de Constantinople n'a pas été aussi considérable que l'imagination, guidée par la peur, se plaisait à le supposer. Voici par hôpital le nombre des malades et des morts jusqu'au 1.er février 1855.

Le grand hôpital de Péra, ouvert le 11 juillet 1854 a reçu jusqu'au 1.er février 1855.

Fiévreux..	4,016
Blessés....	2,010
TOTAL...	6,026

Sur ce nombre ont succombé :

Blessés	170
Fiévreux	520
TOTAL	690

L'hôpital de Dolma-Bagtché, ouvert le 26 septembre 1854. ne renfermait que des blessés.

Blessés	1,607
Morts	250

L'hôpital de Kanlidjé, ouvert le 24 septembre 1854, a reçu :

Fiévreux	177
Blessés	355
TOTAL	532

Morts :

Fiévreux	11
Blessés	64
TOTAL	75

L'hôpital de Maltépé, ouvert le 6 juin 1854, ne contenait que des fiévreux ; il a reçu :

Fiévreux	3,457
Morts	165

L'hôpital de Rami-Tchifflik, ouvert le 6 juin 1854, exclusivement consacré aux fiévreux, a reçu :

Fiévreux	5,023
Morts	245

L'hôpital de Gulhané, ouvert le 19 novembre 1854, a reçu :

Fiévreux		1,485
Blessés		712
	TOTAL	2,195
Morts.	Fiévreux	215
	Blessés	110

L'hôpital de Daout-Pacha n'était véritablement qu'un dépôt de convalescents provenant de tous les autres hôpitaux, ils attendaient là leur guérison complète pour retourner en Crimée, ou leur congé de convalescence pour être envoyés en France; ces hommes ne peuvent pas être comptés, car ils feraient double emploi.

Le résumé général donne depuis le 6 juin 1854 jusqu'au 1er février 1855 :

Blessés	4,684
Fiévreux	14,156
Morts	1,750

Depuis le 1er février, de nouveaux hôpitaux ont été ouverts, notamment ceux de l'École polytechnique et de l'Ambassade Russe; de grandes pertes ont sans doute été éprouvées, mais elles sont loin d'être aussi considérables que la crainte le fait supposer.

OUVRAGES DU MÊME AUTEUR.

LA MÉTHODE OVOLAIRE, ou nouvelle Méthode pour amputer dans les articulations; avec 11 planches lithogr.; in-4°, Paris, 1827, chez J.-B. Ballière.

Ouvrage traduit en plusieurs langues étrangères. La deuxième traduction allemande est enrichie d'une préface du célèbre professeur Græfe, de Berlin.

RELATION HISTORIQUE et médicale de l'épidémie de Choléra qui a régné à Berlin en 1831; 3e édition.

Ouvrage auquel l'Institut de France a décerné, en 1833, un prix d'encouragement de mille francs.

MÉMOIRE sur la Cure radicale des Pieds-bots, avec 6 planches; in-8°, Paris, 1838.

Ouvrage traduit en plusieurs langues étrangères: en Italie, par le docteur Omodéi, de Milan; en Allemagne, par le professeur W. Walther, de Leipsig; en Amérique, par le docteur J. Campbell Srewart, de Philadelphie.

RAPPORT SUR L'HYDROTHÉRAPIE, adressé à M. le Maréchal Ministre de la guerre, après un voyage fait en Allemagne; in-8°.

DE L'EAU sous le rapport hygiénique et médical, ou de l'Hydrothérapie; 1 volume in-8°, Paris, 1843.

Une traduction de cet ouvrage, en hollandais, vient d'être faite dans l'Inde, à Batavia; par le docteur F.-A.-C. Waitz, 1848.

LEÇONS DE PHRÉNOLOGIE; un volume in-8°, 1834, avec planches.

MÉMOIRE sur l'Anatomie pathologie du Péritoine, Paris; 1824.

Ce Mémoire traduit d'abord en anglais, a été reproduit en allemand, d'après la traduction anglaise, faite par le professeur Élie Von Siebold.

HISTOIRE DU CHLOROFORME et de **L'ANESTHÉSIE** en général, Metz, 1853; brochure in-8°.

www.ingramcontent.com/pod-product-compliance
Lightning Source LLC
LaVergne TN
LVHW052015160826
845678LV00003B/1068

* 9 7 8 2 3 2 9 6 5 3 1 4 3 *